Gabriela Narváez

Violencia intrafamiliar en casos de femicidio

Gabriela Narváez

Violencia intrafamiliar en casos de femicidio

Denuncias por violencia intrafamiliar de pareja que han terminado en femicidios

Editorial Académica Española

Imprint

Cover image: www.ingimage.com

Publisher:
Editorial Académica Española
is a trademark of
International Book Market Service Ltd., member of OmniScriptum Publishing Group
17 Meldrum Street, Beau Bassin 71504, Mauritius

Printed at: see last page
ISBN: 978-620-0-39779-9

DEDICATORIA

A mi esposo amado Faby, parte de mi equipo incansable; quien ha dejado partes de sí mismo por ayudarme a obtener este sueño que hoy se materializa en una constante realidad.

A todos mis familiares por ser apoyo, guía y esa luz que no se apaga ni aun de noche, enseñándome que la constancia y la paciencia derrotan a cualquier fortaleza, los amo.

AGRADECIMIENTO

A Dios por prestarnos la vida y las facultades mentales superiores capaces de guiarnos en este estrecho camino y ardua labor de entender los recónditos procesos que generan conflicto social y médico legal, por otorgarnos la sabiduría de saber diferenciar lo bueno de lo malo y por el discernimiento para saber el camino que debemos escoger.

A nuestros queridos maestros quienes demostraron el amor por el arte de enseñar, porque gracias a ellos, las semillas del conocimiento y del entendimiento que sembraron en lo más profundo de nuestro ser, constituyen hoy árboles plantados que darán mañana el fruto de ciencia, de sana doctrina y de aquiescencia para la humanidad.

Al Dr. Marlon Oviedo Ramírez gracias a quien pudimos dar a conocer cada punto y cada coma de este proyecto y de este caminar, su ímpetu de formador de generaciones de médicos hizo realidad lo que parecía inalcanzable.

ÍNDICE DE CONTENIDOS

pág.

ÍNDICE DE TABLAS

ÍNDICE DE ILUSTRACIONES

GLOSARIO

Femicidio.- Hace referencia a la muerte violenta de mujeres, por "el hecho de ser tales" o asesinato de mujeres por razones asociadas a su género (1).

Feminicidio.- Este término hace alusión al incumplimiento de obligaciones internacionales de garantía del Estado para la seguridad de las mujeres, en su deber de investigar y de sancionar. Se considera que el feminicidio es un crimen de Estado (1).

Misoginia.- Se considera al odio, desvalorización y desconfianza contra las mujeres. La persona que lo practica probablemente sufrió daño físico o emocional por parte de una mujer en su infancia, el afectado generaliza que todas las mujeres son iguales, por lo tanto su comportamiento con ellas en especial con su esposa refleja la amargura y el odio acumulado (2).

Violencia.- es la ruptura de un orden establecido, de una armonía preexistente, de unas condiciones de vida en las que se realizan las expectativas de la existencia de la especie humana. Se origina en la conciencia del ser humano, en la percepción del bien y del mal, en sus conductas y reacciones en concordancia de sus acciones de vida, familia y sociedad (2).

Violencia de género.- Es el tipo de violencia que afecta a mujeres de todas las edades, tanto del área urbana como de la rural, de los diversos grupos étnico-culturales, de todos los estratos socioeconómicos y de las distintas regiones del país, confirmando que el principal riesgo es ser mujer. (3).

Violencia intrafamiliar.- Es todo acto u omisión en el marco familiar por obra de uno de sus componentes que atente contra la vida, la integridad corporal o psíquica, o la libertad de otro componente de la misma familia, o que amenace gravemente el desarrollo de su personalidad (1).

Violencia doméstica.- Este concepto nos remite al espacio físico, no sugiere relaciones, y no tiene en cuenta por tanto los casos en que no hay convivencia o cuando la pareja está separada o divorciada. La violencia en la pareja no acaba en el matrimonio ya que incluye la violencia contra la mujer en las parejas que conviven sin estar casadas, en las parejas que aún no conviven y en las parejas que ya se han separado (1).

Violencia física.-Se denomina violencia física a los signos y síntomas tales como hematomas, laceraciones, equimosis, fracturas, quemaduras, luxaciones, lesiones musculares, traumatismos craneoencefálicos, trauma ocular, entre otros, congruentes o incongruentes con la descripción del mecanismo de la lesión, recientes o antiguos, con y sin evidencia clínica o mediante auxiliares diagnósticos, en ausencia de patologías condicionantes (4).

Violencia patrimonial.- Es la acción u omisión que implica daño, pérdida, transformación, sustracción, destrucción, retención o distracción de objetos, instrumentos de trabajo, documentos personales, bienes, valores, derechos o recursos económicos destinados a satisfacer las necesidades de alguna de las personas mencionadas en el inciso anterior (5).

Violencia psicológica: La acción u omisión destinada a degradar o controlar las acciones, comportamientos, creencias y decisiones de otras personas, por medio de intimidación, manipulación, amenaza, directa o indirecta, humillación, aislamiento o cualquier otra conducta que implique un perjuicio en la salud psicológica, la autodeterminación o el desarrollo personal (5).

***Violencia sexual*:** Acción que obliga a una persona a mantener contacto sexual, físico o verbal, o a participar en otras interacciones sexuales mediante el uso de fuerza, intimidación, coerción, chantaje, soborno, manipulación, amenaza o cualquier otro mecanismo que anule o limite la voluntad personal (5).

Violencia estructural: dicho tipo de violencia tiene su relación con la violencia económica, puesto que pero que incluye barreras invisibles e intangibles contra la realización de las opciones potenciales de los derechos básicos de las personas (6).

Violencia espiritual: que incluye conductas que consisten en obligar a otra persona a aceptar un sistema de creencias cultural o religioso determinado o dirigidas a erosionar o destruir las creencias de otros a través del ridículo o el castigo (6).

Tema: Violencia Intrafamiliar en relación con casos de femicidio en la Fiscalía de Pichincha 2015 – 2017

Autora: Md. Gabriela Aracely Narváez Tapia
Tutor Académico: Dr. Manuel Guamangallo Calles
Tutora Metodológica: Dra. Lucy Baldeón PhD.

RESUMEN

Antecedentes: La violencia intrafamiliar es un problema social multidimensional que crece de forma espiral, asemejando un ciclo potencialmente letal cuyo eslabón final es el femicidio. Este ciclo de violencia empieza con agresiones verbales, ascendiendo a violencia física que empeora y puede ocasionar una prematura muerte de las mujeres agredidas. **Objetivo**: Caracterizar los casos de muertes violentas de mujeres compatibles con femicidio y relacionarlos con los antecedentes de violencia intrafamiliar en la provincia de Pichincha, en los años 2015 – 2017. **Métodos:** Se realizó un estudio observacional descriptivo de conjunto, que recopiló la información de muertes compatibles con femicidio, a partir de los reportes de sentencias de mujeres entre 18 y 65 años de edad, procesados en la Fiscalía de Pichincha. **Resultados:** La mayor parte de occisas tuvieron entre 18 a 33 años, el agresor más común fue el conviviente en un 46%; el sector de los hechos de mayor ocurrencia fue el sur de la ciudad de Quito y la causa de muerte más frecuente fue por arma blanca. En el 58% de las muertes que obtuvieron sentencia como femicidio había antecedentes de denuncia por maltrato físico, mientras que se reportó maltrato psicológico en 75% de las mujeres fallecidas. **Conclusiones:** Los casos sentenciados de femicidio en la Fiscalía de Pichincha en el período 2015 – 2017 alarmantemente representan una mínima proporción de todas las muertes violentas de mujeres. Seis de cada diez mujeres fallecidas presentó antecedentes de denuncia por violencia intrafamiliar de tipo físico y una de cada cuatro de tipo psicológico.

Palabras Clave: VIOLENCIA, ANTECEDENTE, INTRAFAMILIAR, FEMICIDIO.

Title: Domestic violence related to cases of femicide in the Prosecutor's fice Pichincha 2015 - 2017

Author: Md. Gabriela Aracely Narváez Tapia
Academic Tutor: Dr. Manuel Guamangallo Calles
Methodology Tutor: Dra. PhD. Lucy Baldeón

ABSTRACT

Background: Domestic violence is a multidimensional social problem, that grows in spiral, resembling a potentially lethal cycle whose final link is femicide. This cycle of violence begins with verbal aggressions, rising to physical violence that worsens and can cause premature death of aggrieved women. **Methods:** a descriptive study was carried out which compiled the information cases compatible with femicide, based on the medical – legal reports women's sentencies between 18 and 65 years old, processed by the Prosecutor's office. **Results:** Of the 88 cases reviewed, the most frequent ages of the deceased were between 18 to 33 years (48.9%), the predominant marital status was unmarried in 65.5%; The aggressor's relationship with the victim was 46% cohabitant; the sector with the highest number of events was in the south of the city of Quito (36.4%); The most common cause of death was by knife (45.5%). 58% of the deceased who obtained a sentence for femicide had reported physical intra-family abuse and 75% of women reported psychological abuse. **Conclusions**: Of the deaths of women compatible with femicide studied (N = 88), only 29.5% were sentenced, 17.1% of them continue to be investigated and alarmingly no data is available in the remaining 53.4%; Six out of ten deceased women had a history of reporting physical violence within the family and one in four of a psychological nature.

Key Words: VIOLENCE, BACKGROUND, INTRAFAMILY, FEMICIDE,

I hereby certify that the above is a true and reliable translation of the original document presented to me in Spanish.

Lucía Sandoval S.
I.D. 170584049-2
Certified Translator
American Translators Association - ATA
Membership # 266444

Lucía Sandoval S.
ESPAÑOL - ENGLISH
CERTIFIED TRANSLATOR
AMERICAN TRANSLATORS ASSOCIATION
ATA - ASSOCIATE MEMBER
REGISTER NUMBER : 266444

INTRODUCCIÓN

Según una investigación realizada por la OMS y la Escuela de Higiene y Medicina Tropical de Londres indican que más de 35% de todos los asesinatos de mujeres a nivel mundial son cometidos por un compañero íntimo. En comparación, el mismo estudio deduce que solo cerca de 5% de todos los asesinatos de hombres son cometidos por una pareja (1). En Ecuador sólo de enero a octubre del 2017 se presentaron 132 casos de femicidio, con cifras discordantes entre el Ministerio del Interior y de la Fiscalía General del Estado (2).

Quintana CRV (3). Durante un proceso judicial, define al femicidio como:

> *El eslabón final del ciclo de la violencia que da como resultado la muerte de una mujer. Los determinantes sociales del problema son obtenidos como resultados científicos de la práctica forense, tales como: el perfil criminológico del agresor, la relación de poder entre agresor y víctima, la vulnerabilidad de la víctima y los lugares físicos donde se efectúan los sucesos. Y dichos determinantes se deberían reducir para transformar las consecuencias fatales, hacia mecanismos de prevención de nuevas formas de violencia.*

El *femicidio* es la muerte violenta de mujeres, por el hecho de serlo, lo cual se puede llevar a cabo a nivel familiar o en cualquier relación interpersonal, en la comunidad, por parte de cualquier persona, en cambio se denomina como *feminicidio* cuando existe acción u omisión del sistema de protección del Estado en cualquiera de los anteriores casos (2).

El femicidio no solo suele ser perpetrado por maridos, novios y compañeros (as) íntimos sino también por los otros miembros de la familia tanto por hombres como por mujeres (4).

La violencia doméstica es una de las formas de violencia de género que se presenta en el ámbito doméstico, el objetivo es el mismo de ejercer control y dominio sobre la mujer para conservar o aumentar el poder del hombre en la relación (5)

Se define a la violencia intrafamiliar como "Todo acto u omisión sobrevenido en el marco familiar por obra de uno de sus componentes que atente contra la vida, la integridad corporal o psíquica, o la libertad de otro componente de la misma familia, o que amenace gravemente el desarrollo de su personalidad" (Consejo de Europa, 1986), a pesar de que se ejerce el peso de la ley y la influencia social contra la violencia intrafamiliar, aún existen niveles aceptables de violencia intrafamiliar y niveles inaceptables (1).

Se considera que el femicidio/ feminicidio empieza con la violencia, pudiendo ser esta de género o intrafamiliar lo cual es un problema estructural intrínseco de la sociedad, proveniente de sistemas patriarcales, dónde el hombre se impone ante la mujer, y ésta última debe someterse a la voluntad de su compañero como medida de respeto y lealtad social (7).

En Latinoamérica el feminicidio es considerado una epidemia y debe ser erradicado. En febrero de 2016, el estado mexicano de Jalisco declaró una "alerta de género", debido a la violencia contra las mujeres. En México las estadísticas revelan que siete mujeres mueren cada día a causa de la violencia de género, siendo el país que supera 15 veces el promedio mundial de muertes de mujeres. Resulta difícil de asimilar aún estas estadísticas no son fidedignas porque hay casos que no se reportan o increíblemente no se investigan de forma adecuada (8).

En una investigación en Centroamérica se descubrió una serie de muertes violentas de mujeres similares a femicidios desde el año 2000 en los sectores de Honduras, El Salvador y Guatemala, en estos sitios las tasas de muertes de mujeres se han triplicado en el transcurso de pocos años (9).

Según algunas revisiones históricas realizadas en el Ecuador se manifestó que la práctica de la violencia intrafamiliar contra las mujeres por parte de sus cónyuges, se practicaba "con la venia" de la Iglesia, el Estado y la sociedad, las maltrataban de forma psicológica y física, llegando a formas crueles hasta llegar a producir la muerte, se alegaba que la sanción de tales actos bárbaros se arreglaba en "casa", pocas veces eran procesados como delitos (3).

CAPITULO I

1. DEFINICIÓN DEL PROBLEMA:

1.1 Planteamiento del Problema

Entre las múltiples causas de la impunidad imperante de algunas legislaciones en los casos de femicidio se encuentra que, al no ser analizados como un problema social grave sino como "casos aislados", no se ponen en marcha los mecanismos y los medios necesarios para dilucidar de manera adecuada dichos actos criminales (3).

Según encuestas disponibles dos de cada tres mujeres han padecido violencia en algún momento de su vida, esto sucede más frecuentemente en manos de sus compañeros(as) íntimos (5).

1.2 Definición del Problema

Los signos e indicios asociados a un femicidio pueden ser consecuencia de actitudes y emociones exacerbadas a lo largo de una relación de pareja, como ira, rabia, odio, venganza, desprecio, castigo, humillación, etc., que acompañan a la violencia de género con elementos establecidos en un contexto cultural y social (3).

En cuanto a la diferencia del femicidio con el homicidio masculino es la relación de poder; la mayoría de los casos de feminicidio son cometidos por pareja, o ex-pareja, e implican abuso continuo en el hogar o el trabajo, con amenazas, intimidaciones, violencia física que son por lo general situaciones en las que las mujeres tienen menos energía o menos recursos que su pareja (4).

1.3 Hipótesis y Objetivos

1.3.1 Hipótesis

No aplica para este tipo de estudio descriptivo.

1.3.2 Objetivo General:

Caracterizar los casos de muertes violentas de mujeres compatibles con femicidio y relacionarlos con los antecedentes de violencia intrafamiliar en la Provincia de Pichincha - Ecuador, en los años 2015 – 2017.

1.3.3 Objetivos Específicos:

- Describir las características generales sociodemográficas de la víctima y el agresor de las muertes violentas de mujeres compatibles con femicidio en la Provincia de Pichincha- Ecuador, en los años 2015 – 2017.
- Establecer los antecedentes de denuncias por maltrato físico y psicológico intrafamiliar previo de las muertes violentas de mujeres compatibles con femicidio en la Provincia de Pichincha- Ecuador, en los años 2015 – 2017.
- Determinar la frecuencia de casos no investigados por la autoridad judicial, con antecedente de denuncias de maltrato físico y psicológico intrafamiliar previos en los casos de las muertes violentas de mujeres compatibles con femicidio en la Provincia de Pichincha- Ecuador, en los años 2015 – 2017.

1.4 Justificación del estudio

Según el Instituto Nacional de Estadísticas y Censos en el Ecuador: seis de cada diez mujeres han sufrido algún tipo de violencia pudiendo ser esta de género, intrafamiliar o sexual (6). El estudio de este problema parte de la cuantificación de la violencia de género contra las mujeres ejercida por cualquier persona en los distintos ámbitos del quehacer social: familiar, laboral, educativo, servicios y otros espacios públicos (5).

Enma Ortega y Lola Valladares desarrollaron la primera investigación sobre femicidio en la ciudad de Quito. Los resultados de esta investigación evidenciaron que el 41% de las 204 muertes violentas de mujeres registrados en esta ciudad entre el 2000 y el 2006 fueron en realidad femicidios, siendo la mitad cometidos por hombres cercanos a las víctimas y la otra mitad por otros hombres (7).

Afirma Vásquez PT que (8):

> *Se pensaba que la violencia contra las mujeres sólo estaba constituida por leves malos tratos físicos o verbales que tenían lugar al interior de la familia o pareja. Cuando se evidencia que la violencia contra las mujeres también se expresa en delitos y crímenes graves como femicidio, lesiones, violación, etc., es claro que el sistema penal deberá intervenir en manera diferente.*

La violencia feminicida está conformada por el conjunto de conductas misóginas que conllevan impunidad social y Estatal, al colocar a las mujeres en riesgo e indefensión, pueden culminar en muertes violentas evitables de las mujeres de toda edad, tales como suicidios, muertes accidentales y feminicidio como tal; derivadas de la inseguridad, la desatención y la falta de desarrollo social, con lo cual, se amplía el espectro de factores de riesgo dependientes del Estado para producción de feminicidio (1).

CAPITULO II

2. MARCO REFERENCIAL

2.1 Antecedentes de femicidio

Las expresiones femicidio y feminicidio, encuentran su antecedente directo en la voz inglesa femicide, expresión desarrollada inicialmente en el área de los estudios de género y la sociología por Diana Russell y Jane Caputi a principios de la década de 1990 para evidenciar como *femicidio* a los casos de asesinatos de mujeres por parte de sus maridos, novios, padres, conocidos y también los cometidos por desconocidos.

Dichos crímenes poseen un sustrato común en la misoginia: que es el odio hacia las mujeres (8). Acciones como discriminación contra las mujeres y de desprecio contra ellas y sus vidas, siguiendo ideas de preservar los órdenes sociales de superioridad masculinos, destruyendo el cuerpo femenino, violentándolo de manera psicológica, física o sexual, a manera de castigos o sanciones en su contra (3).

Es, por tanto, necesario develar el sustrato sexista o misógino de estos crímenes que permanecen ocultos cuando se hace referencia a ellos a través de palabras neutras como homicidio o asesinato (8).

Las principales manifestaciones de violencia intrafamiliar son: hacia la pareja, contra menores de edad, y contra personas adultas mayores; no habiéndose incluido a efectos comparativos, las que hemos llamado "otras" formas de violencia familiar (la violencia de hijos contra padres y madres, la violencia entre parejas en periodo de formación y la violencia entre hermanos) que con respecto a la naturaleza o tipología de los actos violentos, la clasificación más aceptada, es la recogida por la Organización Mundial de la Salud 2002, según la cual los actos violentos pueden ser físicos, sexuales, psicológicos (9).

La violencia ejercida por varones o de género socialmente ocasiona tanto daño siendo un serio conflicto social multifactorial, en el cual hacerle el mejor frente constituiría involucrar a la gente en el deber de prevenir, antes que enfocarnos sobre sanciones penales más fuertes sobre los infractores que han participado en femicidios, se debe recalcar que la violencia de género hacia las mujeres no representa un acto de descontrol, por el contrario se trata de un modus operandi masculino de controlar a la mujer, ya que en su idea posesiva la cree suya (6).

"Se define al *feminicidio* con el propósito de denunciar el incumplimiento de obligaciones internacionales de garantía del Estado, su deber de investigar y de sancionar. Se considera que el feminicidio es un crimen de Estado, puesto que impera la impunidad" (2).

Por lo anteriormente expuesto, el *feminicidio* responde básicamente a cuatro variables importantes: a) relaciones de dominación, b) falta de acceso a la justicia c) deficientes servicios estatales y d) falta de respuesta institucional para proteger la vida de las mujeres (14).

Así queda manifestado que el *femicidio* es la muerte violenta de mujeres por razones de género, ya sea que tenga lugar dentro de la familia, unidad doméstica o en cualquier otra relación interpersonal de poder, en la comunidad, por parte de cualquier persona, y se denomina *feminicidio* en el caso de que sea perpetrado o tolerado por el Estado y sus agentes, pudiendo ser de acción u omisión (3).

2.2 Clasificación del femicidio

Se distingue entre femicidio/ feminicidio íntimo, no íntimo y por conexión. El primero se refiere a los asesinatos cometidos por hombres con quien la víctima tenía o tuvo una relación íntima, familiar, de convivencia o afines a éstas; mientras el no íntimo respecta a aquellos asesinatos cometidos por hombres con quienes la víctima no tenía dichas acercamiento, frecuentemente involucra un ataque sexual previo, por lo que también se denomina femicidio sexual (1).

Finalmente, el femicidio por conexión alude a las mujeres que fueron asesinadas cuando un hombre intentaba matar a otra, como es el caso de niñas, hermanas, madres que se trataron de mediar o que fueron interceptadas durante la ejecución del acto femicida" (1).

2.3 Violencia Intrafamiliar en las mujeres

Se considera como síndrome de la mujer maltratada, violencia intrafamiliar, violencia marital, esposa golpeada (*battered wife*) a las agresiones sufridas a la mujer por parte de un hombre vinculado sentimentalmente a ella (10) en los ámbitos personal, familiar y social que la sitúan en una posición de subordinación al hombre, se desglosan conductas agresivas como maltrato de pareja, agresión sexual y acoso en el medio laboral (6) Algunos estudios, señalan a la violencia psicológica como un predictor significativo de la violencia física en las relaciones de pareja (11)

La violencia de pareja es un fenómeno multivariado. Se han propuesto distintas tipologías de violencia en las relaciones de pareja. Una de las más desarrolladas, distingue, básicamente, dos tipos de violencia de pareja (11):

a) Violencia controladora coactiva o terrorismo íntimo. Puede establecerse una relación estable dentro de la pareja, que empeora en caso de separación a manera de resistencia violenta por parte del otro miembro de la pareja. Puede ser bidireccional (control violento mutuo), la mayoría de veces el hombre ejerce el terrorismo íntimo, y la mujer la resistencia violenta (11).

b) Violencia situacional. En este prototipo se desencadenan episodios violentos o reactivos, dependiente de circunstancias internas y externas de la pareja. Mejora su aparición y el riesgo tras la ruptura, aunque no siempre ocurre. Pueden darse dos subtipos de violencia pareja: 1) Asociada a los conflictos de pareja. 2) Asociada a la gestión de la ruptura de pareja (11).

En el caso de Ecuador, revelan los datos estadísticos, la violencia de género e intrafamiliar son problemas estructurales que afecta la calidad de vida de las mujeres y que debe ser enfrentados por el Estado a nivel de políticas públicas y a nivel del sistema de justicia (12).

En la valoración médico-forense de la violencia de género e intrafamiliar debe realizarse de manera urgente. El tiempo para su realización suele ser muy escaso, en la cual se debe considerar medidas la protección de la víctima, por lo cual no se debe postergar la valoración. En este caso lo que se hace es una medicina forense de urgencias y para esto se requiere cumplir el protocolo de actuación (6).

La creación de unidades especializadas para tratar la violencia intrafamiliar respondería a la necesidad de tratar a la violencia de manera integral, en cualquier tipo de situaciones inclusive las que presentan datos insuficientes, para brindar asistencia y respuesta específicas y especializadas, que actúan como en materia judicial (6).

2.4 Ciclo de la Violencia Intrafamiliar

La Dra. Leonor Walker los describió como una serie de comportamientos repetitivos que con el tiempo son más frecuentes y graves. El abusador selecciona el momento propicio para actuar, elige tácticas con el fin de asustar y aterrorizar a la víctima para mantener el dominio sobre ella. La violencia en las mujeres no escatima edad, estado civil, riqueza o estrato social (13).

Consta de tres fases:

1. Aumento de tensión: Se manifiesta de días a años, pueden ser incidentes menores de agresión verbal como gritos, ofensas o peleas pequeñas. La mujer evita cualquier conducta que pueda provocar al agresor, trata de calmarlo, tiene esperanza de que cambie. Por otro lado el agresor se muestra irritable, tenso, cada vez se vuelve más violento, incrementa las amenazas hasta que la situación es inmanejable (13).

2. Incidente agudo de agresión: Ocurre en menos de 24 horas. Existe descarga de las tensiones acumuladas, con falta de control y destructividad total por parte del agresor, la víctima puede terminar gravemente lesionada, ella podrá buscar un lugar seguro para esconderse, y distanciarse. El agresor intenta convencer a su esposa que ella tiene la culpa de lo que sucede, en esta fase es cuando la mujer puede poner denuncias o buscar ayuda (13).

3. Arrepentimiento: se caracteriza por un comportamiento cariñoso, de abatimiento por parte del agresor, pide perdón, promete que no lo hará de nuevo, de tal forma que la tensión desaparece, la víctima empieza a sentir confianza, se estrecha la relación de dependencia víctima - agresor. Es aquí donde las mujeres agredidas pueden quitar las denuncias que han interpuesto. (13).

2.5 Ciclo de la Violencia Modificado

Según un estudio realizado en la población de Colombia se establecen ítems adicionales en el ciclo de la violencia, de la siguiente manera (13):

Tabla 1. Ciclo de la Violencia Intrafamiliar

Fases		Subfases	Descripción
1) Violencia Psicológica, Verbal y Patrimonial	DEPENDENCIA*	*Incertidumbre*	Pensamientos repetitivos y constantes de la víctima en torno al temor de rompimiento de su relación afectiva, su agresor ha amenazado marcharse generando dicha incertidumbre
		Detonante	Actos, palabras y conductas, que siguen a la incertidumbre. Son argumentados por la pareja como la razón que provoca la violencia.
		Actos de Tensión	Son parte del castigo, ya que pueden ocasionar dolor a nivel emocional
2)Violencia Física y/o Sexual		*Violencia física/sexual*	El comportamiento directo que imparte el agresor sobre su víctima. Dichos actos que provocan dolor físico, castigo del cual es merecedora la víctima según el agresor.
		Defensa–Autoprotección	En unos casos la víctima responde mediante algún tipo de violencia, mientras es castigada, en otros casos la víctima se presenta demasiado atemorizada frente a su agresor, por lo tanto no se defiende.
*3)*Reconciliación y promesas de cambio del agresor		*Reconciliación*	El agresor se muestra arrepentido por la violencia ejercida hacia su pareja y promete que no se repetirá
		Justificación	Luego de la reconciliación, la víctima dando crédito a su agresor, cree en realidad debe cambiar su comportamiento, porque no ha actuado de la forma correcta.

		Aceptación	La víctima ve lo ocurrido como algo cotidiano y acepta la violencia, puesto que la percibe como una estrategia de resolución de conflictos.

**La Dependencia que se genera no permite el rompimiento del ciclo, formándose un espiral, que gira en torno a ésta, dado que lo que se pretende es no perder al otro. Es por ello que se permiten la violencia y sus repeticiones desde múltiples modalidades, ya que se piensa y actúa bajo la pretensión de mantener una relación de pareja al costo que sea* (13).

Fuente: Cuervo Pére MM, Freddy MCJ 2011
Modificada por: Md. Gabriela Narváez

2.6 Legislación Ecuatoriana

El Ecuador en su compromiso para salvaguardar los derechos humanos y como parte de la prevención y erradicación de la violencia de género contra la mujer, ha suscrito los siguientes instrumentos internacionales (12).

- La Convención sobre la Eliminación de todas las Formas de Discriminación contra la Mujer (Convención Belem do Pará);
- Convención sobre la eliminación de todas las formas de discriminación contra la mujer (CEDAW);
- La Declaración Americana de los Derechos y Deberes del Hombre;
- La Convención Americana de Derechos Humanos;
- La Convención Interamericana para prevenir y sancionar la violencia contra la mujer;
- La Conferencia de Población y Desarrollo (El Cairo); y,
- La Conferencia Mundial de la Mujer (Beijing).

En consonancia, la *Constitución de la República* del 2008 en el *Art. 11*, entre otros principios, consagra el principio de indivisibilidad, interdependencia e igual jerarquía de los derechos (numeral 6); garantiza a las personas los mismos derechos, deberes y oportunidades (numeral 2); reconoce la justiciabilidad y exigibilidad de los derechos (numeral 3); y, establece la progresividad y no regresividad de los derechos (numeral 8).

En la *Constitución de la República*, en el *Art. 66,* se especifica que el Estado:

"reconoce y garantizará a las personas: 3) El derecho a la integridad personal, que incluye: a) La integridad física, psíquica, moral y sexual. b) Una vida libre de violencia en el ámbito público y privado. El Estado adoptará las medidas necesarias para prevenir, eliminar y sancionar toda forma de violencia, en especial la ejercida contra las mujeres, niñas, niños y adolescentes, personas adultas mayores, personas con discapacidad y contra toda persona en situación de desventaja o vulnerabilidad; idénticas medidas se tomarán contra la violencia, la esclavitud y la explotación sexual. c) La prohibición de la tortura, la desaparición forzada y los tratos y penas crueles, inhumanos o degradantes." (14).

Adicional, en el *Art. 81* de la Constitución de la República dice lo siguiente:

"La ley establecerá procedimientos especiales y expeditos para el juzgamiento y sanción de los delitos de violencia intrafamiliar, sexual, crímenes de odio y los que se cometan contra niñas, niños, adolescentes, jóvenes, personas con discapacidad, adultas mayores y personas que, por sus particularidades, requieren una mayor protección. Se nombrarán fiscales y defensoras o defensores especializados para el tratamiento de estas causas, de acuerdo con la ley." (14).

En el *Código Orgánico Integral Penal del Ecuador* (COIP) *Artículo 155*" Violencia contra la mujer o miembros del núcleo familiar.- Se considera violencia toda acción que consista en maltrato, físico, psicológico o sexual ejecutado por un miembro de la familia en contra de la mujer o demás integrantes del núcleo familiar. Se consideran miembros del núcleo familiar a la o al cónyuge, a la pareja en unión de hecho o unión libre, conviviente, ascendientes, descendientes, hermanas, hermanos, parientes hasta el segundo grado de afinidad y personas con las que se determine que el procesado o la procesada mantenga o haya mantenido vínculos familiares, íntimos, afectivos, conyugales, de convivencia, noviazgo o de cohabitación." (15).

Los *Artículos 156 al 159* del COIP, hacen referencia específica a los distintos tipos de violencia que puede padecer el género femenino tal como física, psicológica y sexual respectivamente y la sanción de cada una que será aumentada en un tercio, mientras que en las contravenciones menores de tres días será de siete a treinta días de pena privativa de libertad.

En lo referente al delito de Femicidio según el COIP del Capítulo Segundo; Delitos contra los derechos de libertad. Sección primera: Delitos contra la Inviolabilidad de la vida (15).

Artículo 141.- Femicidio.- la persona que como resultado de relaciones de poder manifestadas en cualquier tipo de violencia dé muerte a una mujer por el hecho de serlo o por su condición de género, será sancionada con la pena privativa de libertad de veintidós a veintiséis años (15).

Artículo 142.- Circunstancias Agravantes del femicidio: cuando concurran una o más de las siguientes circunstancias se impondrá el máximo de la pena prevista en el artículo anterior (15).

1. Haber pretendido establecer o reestablecer una relación de pareja o de intimidad con la víctima (15).

2. Exista o haya existido entre el sujeto y la víctima relaciones familiares, conyugales, convivencia, intimidad, noviazgo, amistad, compañerismo, laborales, escolares, o cualquier otra que indique confianza, subordinación o superioridad (15).

3. Si el delito se comete en presencia de hijas, hijos o cualquier familiar de la víctima (15).

4. El cuerpo de la víctima sea expuesto o arrojado en un lugar público (15).

Hay que enfatizar en que el COIP entró en vigencia a partir de agosto del 2014, y desde ese momento la normativa entró en orden, antes de esa fecha las muertes violentas con características similares al femicidio se juzgaban como asesinato, o como homicidio incluso con penas privativas de la libertad de menor cantidad de tiempo, dejando en cubierto la problemática del país de la violencia de género e intrafamiliar como antecedente clave y factor modificable en la prevención de las muertes (femicidios) que sin intervención son irremediables.

2.7 Comparación con Otras Legislaciones

"Siete países de América Latina han tomado la decisión política de tipificar el asesinato de mujeres en determinadas circunstancias, denominándolo, algunos, femicidio, y otros, feminicidio: Chile, Costa Rica, Guatemala y Nicaragua lo denominan femicidio, y El Salvador, México y Perú lo llaman feminicidio" (16).

Según Vílchez AIG (16).

> *La tipificación de este delito obedece a la obligación de los Estados de adecuar sus legislaciones a los instrumentos internacionales pero también al incremento del número de muertes de mujeres y la crueldad con que la que se producen, a la ausencia de tipos penales especiales para describir adecuadamente el asesinato de mujeres basado en razones de odio, desprecio, y relaciones asimétricas de poder entre hombres y mujeres, así como a los altos índices de En Uruguay este problema se lleva adelante mediante la Comisión Interinstitucional de Seguimiento integrada por múltiples organismos (Poder Judicial, Fiscalía de la Nación, Ministerio del Interior, Instituto Nacional de las Mujeres, Instituto Nacional del Niño y el Adolescente del Uruguay, Ministerio de Salud Pública) el Instituto Nacional de las Mujeres que cuenta con servicios psico-social y de asesoramiento legal, que acompaña tanto a las mujeres como a los varones en el marco del sistema de «tobilleras electrónicas» con el objetivo de aumentar la protección a los mujeres y los niños, niñas y adolescentes —en coordinación con el Instituto Nacional del Niño y el Adolescente en situaciones de alto riesgo de violencia doméstica.*

Por otra parte, entre las respuestas, existen en diversos organismos protocolos para la detección de situaciones de violencia doméstica, acoso sexual laboral y en el ámbito educativo, maltrato infantil y abuso sexual (17).

2.8 Criterios Para Prevención y Atención

a. Promover acciones conjuntas para la prevención de la violencia intrafamiliar con autoridades comunitarias y municipales, así como con la sociedad civil organizada, el sector privado, especialistas en violencia familiar, entre otros, en coordinación con la fuerza pública (18).

b. Promover la integración de grupos de promotores comunitarios y de redes sociales en materia de violencia familiar para detectar, orientar, capacitar y canalizar casos de violencia familiar, y promover el derecho a una vida sin violencia y la resolución pacífica de los conflictos, en coordinación con las dependencias competentes (18).

c. Brindar a las y los usuarios involucrados en situación de violencia familiar una atención integral a los daños tanto psicológicos como físicos así como dar un adecuado seguimiento (18).

d. En caso de ser necesario referir a otros servicios, unidades médicas, instituciones y organismos con mayor capacidad resolutiva, para proporcionar los servicios para los cuales estén facultados (18).

e. Las categorías, variables y clasificaciones de la información captadas por las diversas unidades médicas deberán responder a un marco conceptual único, a criterios comunes (18).

f. En lo referente a medidas precautelares: Toda usuaria o usuario involucrado en situación de violencia familiar que acuda a alguna institución de justicia, será remitido lo más pronto posible o de manera inmediata si su vida corre riesgo a la unidad de Flagrancia para poder establecer medidas precautelares como la boleta de auxilio (18).

g. En caso que las o los usuarios involucrados en situación de violencia familiar fallezcan a causa de la misma, inscribir esta situación en el certificado de defunción para su posterior tipificación como femicidio (18).

CAPITULO III

3. MÉTODOS Y MATERIALES

3.1. Diseño de la investigación

Se realizó un estudio Observacional, Descriptivo de conjunto. Se revisó los registros de muertes violentas de mujeres a partir de la información obtenida desde las sentencias de los casos investigados como femicidios sin realizar modificaciones; las variables del estudio son cualitativas.

3.2. Población y Muestra

El estudio se realizó en la Fiscalía de Pichincha, en el Departamento de Medicina Legal el universo correspondió a las mujeres fallecidas en circunstancias de violencia durante el período enero del 2015 hasta diciembre del 2017, a partir de los datos registrados de forma general en la estadística de la Fiscalía, para su posterior indagación vía online del avance de cada uno de los procesos judiciales en la página web del Consejo de la Judicatura, de libre acceso para el público.

Durante el período de dos años existió una población de mujeres del estudio de 88 casos con las características de violencia especificadas en los criterios de inclusión y exclusión. Se decidió tomar para el estudio a toda la población, por lo indicado no se realizó ninguna muestra.

3.3 Criterios de selección

3.3.1 Criterios de Inclusión

- Edad entre 18 y 65 años.
- Sexo femenino.

- Manera de muerte violenta – homicida
- Uso de más de un tipo de violencia en la muerte

3.3.2 Criterios de Exclusión

- Sucesos de tránsito
- Muertes registradas como suicidios
- Manera de muerte violenta por intoxicación
- Muertes accidentales

3.4 Variables del Estudio

- Edad
- Sexo
- Procedencia
- Nacionalidad
- Estado Civil
- Antecedentes de denuncias por violencia intrafamiliar tipo físico
- Antecedentes de denuncias por violencia intrafamiliar tipo psicológico
- Tipo de violencia intrafamiliar
- Consumo alcohol/drogas agresor
- Causa de la muerte

3.5 Matriz de Operacionalización de variables

Tabla 2. Operacionalización de variables

VARIABLE	CONCEPTO	INDICADOR	ESCALA DE MEDICIÓN	CATEGORÍA
Edad	Tiempo transcurrido desde el nacimiento, años cumplidos hasta la muerte	Frecuencia	Cualitativa Ordinal	18-33 años 34-48 años 49-65 años
Sexo	Condición biológica del ser humano constituida de variantes individuales que diferencian hombres de mujeres.	Frecuencia	Cualitativa categórica	Masculino Femenino
Procedencia	Región o provincia de la cual proviene la víctima de su nacimiento	Frecuencia	Cualitativa	Sierra Costa Otros
Nacionalidad	País al cual pertenece determinado individuo ya sea por nacimiento o por legalización	Frecuencia	Cualitativa	Ecuatoriana Otros
Estado civil	Condición civil de una persona que consta en la cédula de ciudadanía, en función de si tiene o no cónyuge	Frecuencia	Cualitativa	Soltera Casada Divorciada
Alcohol y/o drogas	Uso de alcohol y otras drogas por parte del agresor durante el tiempo de la convivencia.	Afirmación	Cualitativa	Si/ No
Tipos de violencia intrafamiliar	Manifestación física de distintas formas de violencia durante la convivencia.	Frecuencia	Cualitativa	Golpes Arma blanca Arma de fuego Objetos contusos
Causa de muerte	Factor o factores que llevan a la terminación irreversible de las funciones vitales.	Frecuencia	Cualitativa	Golpes Arma blanca Arma de fuego Objetos contusos
Denuncia previa de Maltrato	Condición por la cual se expresa una situación de inconformidad legal, de violencia física y psicológica	Afirmación	Cualitativa	Si/ No

Fuente: Base de datos
Elaborada por: Gabriela Aracely Narváez Tapia

3.6. Técnica e instrumentación de recolección de la información

Para la realización del presente estudio se revisaron, los datos de muertes de mujeres en condiciones de violencia que fueron compatibles con femicidio registrados en Departamento de Medicina Legal de la Fiscalía de Pichincha en el período enero 2015 a diciembre 2017.

Estos datos informáticos se recolectaron en una base de datos diseñada en el programa Excel 2010, donde se especifican las edades, estado civil, procedencia, lugar del hecho antecedentes de denuncias por violencia intrafamiliar de tipo físico y psicológico que precedieron a la muerte y los perfiles de los agresores.

3.7. Metodología de análisis

3.7.1. Algoritmo de trabajo

Para realizar la presente investigación se solicitó la autorización a la Fiscalía Provincial de Pichincha, para realizar la indagación de las occisas fallecidas en condiciones de violencia. El Departamento de Medicina Legal de la Fiscalía nos permitió acceder a la lista de nombres de las occisas que habían fallecido en condiciones violentas y de acuerdo a los criterios de inclusión y exclusión, se analizó una por una, en la página web del Consejo de la Judicatura (www.consultas.funcionjudicial.gob.ec) obteniendo en cada sentencia la información del procedimiento judicial, denuncia por maltrato físico y psicológico previas y demás datos pertinentes con un historial de violencia. Se realizó la tabulación de datos y entrega de resultados.

3.7.2. Técnicas del procesamiento de la información

Todos los datos obtenidos de los registros de muertes violentas y los procesos judiciales fueron almacenados en una base de datos de Excel diseñada para el efecto, se realizó control de calidad aleatorio del ingreso de la información, y posteriormente para el procesamiento se utilizó la base de datos Epi info, complementariamente, cuando hubo necesidad de cálculos complejos, se exploraron los resultados en el programa estadístico SPSS versión 22.0, con licencia de la Universidad Central del Ecuador.

3.7.3. Análisis estadístico

Para el análisis de las variables de estudio se utilizó técnicas de estadística descriptiva, se valoró los datos utilizando frecuencias y porcentajes para las variables cualitativas. Para variables cuantitativas se realizaron cálculos descriptivos de medidas de tendencia central (media, desvío estándar, rango).

Se procesó los datos con absoluta reserva siendo guardada con clave la base de datos y entregada a las autoridades de la Universidad Central para su uso posterior a esta investigación.

3.8 Aspectos Bioéticos de la investigación en seres humanos

El presente estudio reconoce que la decisión del Comité de Ética de la Investigación en seres humanos, al cual someto la presente revisión, está orientada a garantizar en cada estudio y centro o localidad en que se investigue, la adecuación de los aspectos metodológicos, éticos y jurídicos de las investigaciones que impliquen intervenciones en seres humanos, o la utilización de muestras biológicas humanas. Los investigadores acogemos este mecanismo formal de control y garantía del correcto desarrollo de la investigación biomédica, y en ciencias de la salud, habilitando legalmente con el propósito de precautelar los derechos de las personas implicadas en dicho ámbito. Para ello sometemos a evaluación el protocolo de nuestra autoría (protocolo de investigación), desde la perspectiva metodológica, ética y jurídica, tanto en aquellos casos en los que participen personas o muestras biológicas de origen humano. Esta evaluación culminará con la emisión de un informe, y que vinculará la decisión de la autoridad competente encargada de autorizar el desarrollo de la investigación biomédica o en ciencias de la salud. También se ejercerá un mecanismo de control durante la ejecución de la misma y hasta su finalización.

Nuestra investigación fundamenta su ámbito ético en una guía selecta de principios bioéticos universales, adoptados por convenios internacionales que promueven la libertad de investigación, así como las máximas garantías de respeto a los derechos, seguridad y bienestar de los sujetos participantes, sobre todo de aquellos grupos vulnerables (16).

Se anonimizaran los datos, se guardara absoluta reserva de las victimas acorde a los expedientes a los que se tuvo acceso para la realización de este informe. Una vez realizada la investigación, se pondrá en conocimiento de las autoridades de la Fiscalía General del Estado, un informe sumario al respecto del tema.

CAPITULO IV

4. MARCO ADMINISTRATIVO

4.1 Cronograma

ACTIVIDADES	MARZO	ABRIL	MAYO	JUNIO	JULIO	AGOSTO	SEPTIEMBRE	OCTUBRE
Elaboración Proyecto	X	X	X					
Presentación								X
Evaluación y Aceptación								
Tutorías	X	X	X	X	X	X	X	X
Recolección de datos			X	X	X	X	X	X
Análisis de datos						X	X	X
Informe final								X
Presentación informe final								X
Carta de aceptación de publicación								

4.2 Recursos disponibles

RECURSOS HUMANOS.- Los Recursos humanos fueron provistos por la Universidad Central del Ecuador, como parte del programa de Postgrado de Medicina Forense

- Director
- Tutor metodológico
- Tutor científico o académico

RECURSOS TÉCNICOS.- Los recursos técnicos fueron proporcionados por la Universidad Central del Ecuador y también fueron financiados por la autora de la investigación.

- Internet
- Programas estadísticos

RECURSOS ECONÓMICOS.- Los Recursos económicos fueron autofinanciados por parte de la autora de la investigación quien se encargó de recolectar y procesar la información. Los mismos que se especifican a continuación en el cuadro:

	CANTIDAD	COSTO UNITARIO	COSTO TOTAL $
Papel de 75g (resmas)	4 unid	4	16.00
Copias	500	0.05	250.00
Cd	3	1.00	3.00
Memory flash	1	12.00	12.00
Encuadernación	1	25.00	25.00
OTROS (pasajes, alimentación)	5	50.00	250.00
Total			656.00

CAPITULO V

5. RESULTADOS Y ANÁLISIS

5.1 Descripción

Del total de los casos de muertes violentas de mujeres, reportados en la provincia de Pichincha durante los años 2015 – 2017, se encontraron 88 casos que cumplieron con los criterios de inclusión y exclusión con casos compatibles con femicidio acorde a la metodología planteada.

En relación con la edad, la media fue de 34 años (desviación estándar), el rango de edades más frecuente fue de 18 a 33 años (48.9%). En cuanto al estado civil de las occisas predominaron solteras (65.5%). La nacionalidad que prevaleció fue la ecuatoriana (93. 2%), seguido de las extranjeras (6.8%), fueron cubanas, colombianas y francesas. La procedencia más habitual fue de la sierra (83%), en relación con otras regiones del Ecuador.

Tabla 3. Características generales del grupo de estudio

Variables	N (Porcentaje)
Edad grupo (rango)	
18 – 33	43 (48.9 %)
34 – 48	45 (28.4 %)
49 – 65	20 (22.7 %)
Estado civil	
Soltera	57 (65,5%)
Casada	27 (31,1%)
Divorciada	3 (3,4%)
Nacionalidad	
Ecuatoriana	82 (93.2 %)
Extranjera	6 (6.8 %)
Procedencia	
Sierra	73 (83%)
Costa	7 (9.1%)
Muestra	N = 88

Fuente: Hoja de recolección de datos
Elaborada por: Md. Gabriela Narváez

Se observó que en el año 2015 se registraron 12 casos de muertes compatibles con femicidio (13.6%), mientras que en el año 2016 se reconocieron 37 casos (42%) y en el 2017 se produjo un aumento a 39 casos (44.3%).

En los meses de julio a septiembre se presentó la mayor casuística (31.8 %). La hora del suceso más frecuente fue en la madrugada de 00:00 a 05:59 (34.2%).

El sector de los hechos se reporta en mayor porcentaje de casos compatibles con femicidios, fue el sur de la ciudad de Quito (36.4%).

La causa de muerte más frecuente fue con arma blanca (45.5%). El estado del cadáver es decir su condición de ingreso a la Unidad de Medicina Legal, fue reciente en un 96.6%, es decir conservado y menor a 24 horas.

Características del femicidio

Variables	Porcentajes
Casos reportados por año	**(n=88)**
2015	12 (13.6%)
2016	37 (42%)
2017	39 (44.3)
Mes del suceso	
Enero – marzo	24 (27.3%)
Abril – junio	18 (20.5%)
Julio – septiembre	28 (31.8%)
Octubre – diciembre	18 (20.5%)
Hora del suceso	
00:00 – 5:59	30 (34.2%)
6:00 – 11:59	18 (20.5%)
12:00 – 17:59	20 (22.7%)
18:00 – 23:59	20 (22.7%)
Sector del hecho (Quito)	
Norte	16 (18.2%)
Centro	17 (19.3%)
Sur	32 (36.4%)
Valles	11 (12.5%)
Otros	12 (13.6%)
Causa de muerte	
Asfixias	24 (27.2%)
Arma blanca	40 (45.5%)
Arma de fuego	6 (6.8%)
Trauma Contundente	15 (17%)
Quemadura	3 (3.4%)
Estado cadáver	
Reciente	85 (96.6%)
Osamentas	2 (2.3%)
Putrefacción	1 (1.1%)

Fuente: Hoja de recolección de datos
Elaborada por: Md. Gabriela Narváez

La edad media de los agresores fue 30.6 años, siendo el grupo de edades comprendido entre 18 a 33 años el más frecuente (73.1%).

Los años de pena en prisión más frecuentes en las sentencias fueron de 18 a 26 años, (43.5 %).

El consumo periódico de alcohol y/o drogas estuvo presente en un 75 % de los agresores.

La valoración psicológica del agresor por parte de los peritos psicólogos, se reportaron como normales en la mayor cantidad de casos. (58.3%).

Los años de relación del agresor con la víctima fueron mayoritariamente de 5 a 8 años de duración. (46.7%).

Tabla 4. Características del agresor.

Variables	Porcentaje
Edad grupo (rango)	
18 – 33	19 (73.1 %)
34 – 48	6 (23.1 %)
49 – 65	1 (3.8%)
Pena en años	
10 – 17	4 (17.4 %)
18 – 26	10 (43.5 %)
27 – 40	9 (39.1%)
Alcohol/drogas	
Si	18 (75 %)
No	6 (25 %)
Valoración Psicológica	
Normal	14 (58.3 %)
Alteración Psicológica	9 (37.5 %)
Alteración Psiquiátrica	1 (4.2%)
Años de relación con la víctima	
1 – 4	4 (26.7%)
5 – 8	7 (46.7%)
9 – 12	4 (26.7%)

Fuente: Hoja de recolección de datos
Elaborada por: Md. Gabriela Narváez

El tipo de relación que mantuvo el agresor con la víctima más frecuente fue conviviente (n=10/21) en un 47.6% de los casos.

Tabla 5. Tipo de relación del agresor con la víctima de femicidio.

Relación con la víctima	Frec. n=21	%
Novio/ amante	3	15,2
Esposo	3	14,3
Conviviente	10	47,6
Conocido/amigo	5	23,8
Total	21	100

Fuente: Hoja de recolección de datos
Elaborada por: Md. Gabriela Narváez

En las cifras que muestran el Proceso Jurídico, (n=88) se puede valorar que de los casos que asemejan un femicidio (la muerte de una mujer por su condición de género) fue hallada la investigación en un 46.6%, mientras que del 53.4% restante de los casos, al momento no se hallan registros. Del total de casos compatibles con femicidio (n=88) el porcentaje de sentencias que representa una investigación concluida se produjo en el 29.5% de los casos, mientras que el 17.1 % aún se investigan los hechos.

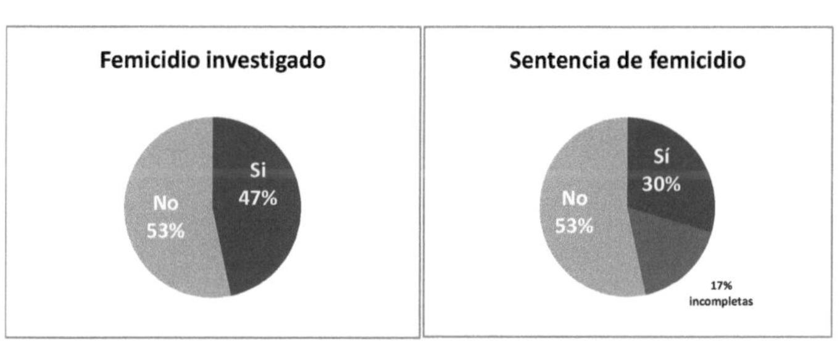

Ilustración 1. A. Proceso jurídico de investigación de femicidio; B. Sentencia de femicidio.

Fuente: Base de datos
Elaborada por: Md. Gabriela Narváez

En lo referente a denuncias previas de violencia intrafamiliar por maltrato físico efectuadas antes de producirse la muerte de las víctimas, se reportó que del total de casos sentenciados como femicidios (n=24), se denunció en un 58.3% del total (n=14/24) y no se llevó a cabo para 41.7% de los casos.

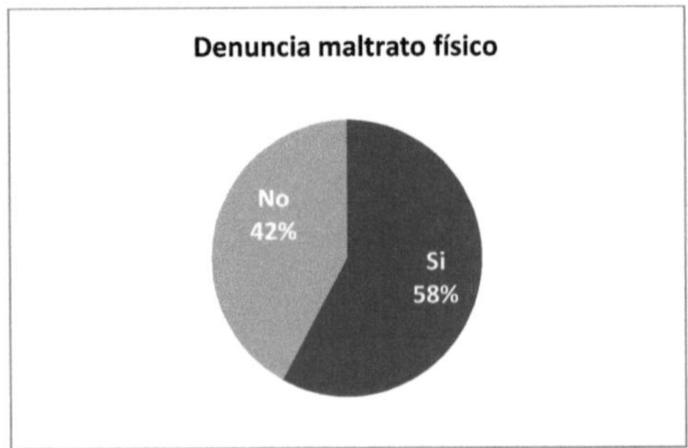

Ilustración 2. Antecedentes de denuncia previa de violencia intrafamiliar por maltrato físico.

Fuente: Base de datos
Elaborada por: Md. Gabriela Narváez

En el antecedente de denuncia previa por maltrato psicológico que se define por agresión verbal, amenazas o intimidación no física y del total de casos sentenciados de femicidio un 75% había realizado una denuncia previa antes del fallecimiento, frente a un 25% restante que no lo hizo.

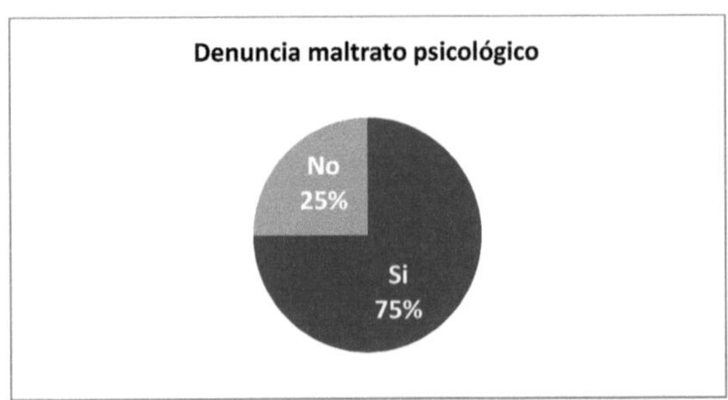

Ilustración 3. Denuncia previa por historial de maltrato psicológico.

Fuente: Base de datos
Elaborada por: Md. Gabriela Narváez

De acuerdo al tipo de violencia intrafamiliar del total de casos de femicidio sentenciados, el mayor porcentaje se refirió a golpes con un 54.5%, seguido de arma blanca con un 36.3% y finalmente objetos contundentes distintos a los puños y de forma directa, en un 9.1% de todos los casos.

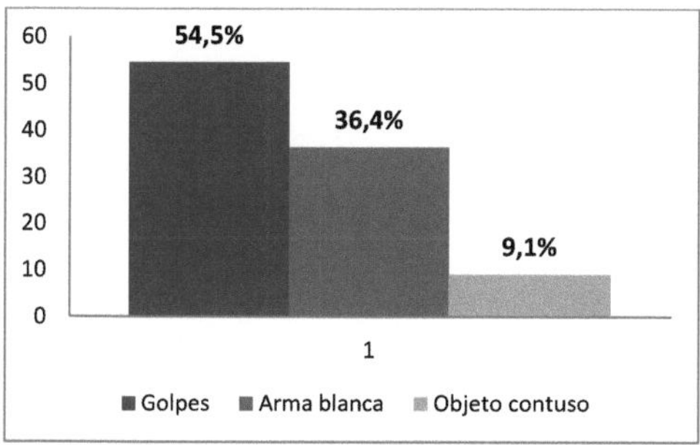

Ilustración 4. Distribución de participantes según el historial tipo de violencia intrafamiliar.

Fuente: Base de datos
Elaborada por: Md. Gabriela Narváez

CAPITULO V

5. DISCUSION

5.1 Discusión del estudio

Se define al femicidio como la muerte violenta de una mujer por el hecho de ser mujer, lo cual no sólo es una realidad en nuestro país, sino que es un problema vigente que requiere un abordaje integral que vaya más allá de sancionar la violencia intrafamiliar como judicialmente se lo ha hecho (9).

Durante el periodo 2015 – 2017 en Pichincha, aproximadamente una de cada cuatro mujeres asesinadas había presentado una denuncia contra su agresor. Entre las mujeres que denunciaron antes de su muerte, el 26% adquirió una medida de protección (boleta de auxilio) que estaba en vigor en el momento del asesinato. Cabe resaltar que los procesos judiciales de este tipo se han investigado en un 46.6% de los casos y alarmantemente no se disponen registros en el 53.4% restante. De los casos investigados (n= 41) se han sentenciado un 63.4% de casos. Los datos del presente estudio, reflejan que, a diferencia de lo que representa el espíritu de la ley, el hacer una denuncia, no hizo la diferencia en la vida en la mayoría de las mujeres que fueron víctimas de femicidios.

En un estudio en Perú (17) el perfil de la víctima es una mujer joven, de entre 18 y 35 años de edad (59%). Ratificando dichos hallazgos con el presente estudio en el cual prevaleció el rango de 18 a 33 años como mayoría (48.9%) del grupo de mujeres asesinadas. A su vez se halla diferencia con los resultados de Sanz - Barbero (18) et al. En España donde la edad media de las mujeres asesinadas fue de 41 años (IC95%: 39,1-43,0)

En España (18) existe mayor riesgo de femicidio en las uniones maritales no legalizadas. En el Ecuador un estudio del 2010 (9) al respecto del estado civil de las mujeres prevalece la unión libre; en esa condición estaban el 40% de aquellas; casadas un 20% y solteras el 16.1%. En el presente estudio el tipo de relación afectiva que mantuvo el agresor con la víctima más frecuente también fue como su conviviente (n=10/21) en un 47.6%, cabe destacar la armonía entre estos resultados para dilucidar que la falta de legalidad en una relación constituye un riesgo latente para aludir situaciones de violencia.

Un estudio en Perú (17) se estableció que la causa de muerte más común fue por arma blanca (33%), en el presente estudio se confirmó dicha causa de muerte en el 45.5% de los casos escudriñados.

En 2010 Ecuador (9) una investigación reportó que las parejas, las exparejas y los familiares fueron responsables de aproximadamente el 76% de los femicidios. En línea con esos resultados en el presente estudio se determinó que el conviviente o pareja actual fue quien perpetuó el hecho en un 62.5%. En España (18) de 98 mujeres asesinadas, el 63,3% convivía con su agresor en el momento del asesinato.

De todas las mujeres asesinadas en España (18) en 2010 - 2011, el 27,4% habían denunciado previamente a causa de maltrato intrafamiliar, siguiendo dicha línea de denuncias nuestro resultado fue el 58.3% mujeres denunciantes de violencia intrafamiliar del total de femicidios sentenciados. En nuestro estudio el maltrato psicológico destacó en un 75% de los casos reportados como femicidio.

Llama la atención que la mayor cantidad de hechos violentos cuya investigación no ha sido completada y que no estuvo disponible en el sitio web de la función judicial pertenecen al sur de Quito, un sector conocido por su elevada vulnerabilidad social; el conocer la situación geográfica de estos eventos, podría ser de utilidad para emprender programas integrales que puedan ser ejecutados en el nivel local, focalizando las intervenciones con un adecuado seguimiento posterior.

En el año 2014, en España (7) de 54 mujeres fueron asesinadas víctimas de violencia de género 17 mujeres habían denunciado (31,5%). En relación con la denuncia previa de violencia y la investigación por caso de femicidio se determina que una mujer que ha sido golpeada, corre un enorme riesgo de morir, por tanto, es necesario que se contemple para el agresor un sistema de rehabilitación específico, y que la reparación sea para ambos, tanto víctima como victimario.

Una de cada cuatro mujeres que fallecieron bajo los parámetros de esta investigación denunciaron previamente el la violencia física y psicológica a las que se exponían lo que indica que no se valoró adecuadamente el riesgo que aquellas mujeres en situaciones similares corren y pese a que en su mayoría tenían vigente una boleta de auxilio, no representó una ayuda para evitar su deceso. En España (7) se encontró que 7,4% de las occisas tenían medidas de protección penal vigentes.

Los datos del presente trabajo exploratorio, podrán servir para generar hipótesis en nuevos escenarios de investigación que incorporen una mirada interdisciplinaria, multidimensional y que contribuya en generar mecanismos que viabilicen acciones integrales que protejan la vida de una mujer, especialmente cuando hay antecedentes de denuncias y boletas de auxilio.

CAPITULO VI

6. CONCLUSIONES

- En el estudio se encontró que en la población de Pichincha durante los años 2015 – 2017 se registraron 88 casos de muertes de mujeres consideradas por nuestro estudio como víctimas de femicidio mismas que tuvieron edades entre 18 a 33 años, (48.9 %) con estado civil solteras (65,5 %), procedentes de la sierra (83 %), de nacionalidad ecuatoriana (93.2 %).
- En las características del delito los meses más frecuentes (31.8%) fueron julio - septiembre coincidentes con vacaciones escolares del régimen sierra, las horas de la muerte más habituales fueron en la madrugada (34.2%), el sector de los hechos de mayor concurrencia fue en el sur de la ciudad de Quito (36.4%), la causa de la muerte más común fue por lesiones con arma blanca (45.5%).
- El perfil de los agresores fue en su mayoría personas conocidas para la víctima, sobretodo el conviviente en un 46% de los casos, las edades del agresor más frecuente (73.1%) oscilan entre 18 a 33 años, el tipo de violencia intrafamiliar denunciada previamente más común (54.5%) fue mediante golpes. Tres de cada cuatro agresores consumían alcohol en modo habitual.
- El 58% de casos de mujeres fallecidas en situaciones similares a femicidio estuvieron relacionados con antecedentes de violencia intrafamiliar física y el 75% de las occisas presentaron denuncia por violencia intrafamiliar psicológica con anterioridad a la muerte.
- Se registran los datos de la investigación como femicidio en un 46.6% de los casos, mientras que del 53.4% restante, al momento no se dispone de datos mediante vía online. De este 46.6 % de datos disponibles se reporta como casos sentenciados el 29.5%, mientras que el 17.1% aún siguen en proceso de investigación.
-

CAPITULO VII

7. RECOMENDACIONES

- Clasificar perfiles de riesgo para mujeres catalogadas como vulnerables en permanente situación de violencia intrafamiliar, para resguardar la integridad de la pareja de manera pronta y oportuna, para evitar consecuencias lamentables.
- Dar seguimiento a los casos de violencia intrafamiliar que acuden a la Fiscalía Provincial de Pichincha, a sentar una denuncia judicial para abrir un proceso legal a fin de mejorar su condición de vida y garantizar medidas de protección penales de manera integral.
- Generar mecanismos de aplicabilidad de la ley y control de su cumplimiento, como una medida de prevención, que englobe todos los niveles de educación y de contexto social para deshacer estereotipos de misoginia (odio a las mujeres) e impedir la perpetración del ciclo de violencia que afecta a todo estrato social y cultural.
- Integrar programas de protección social especial o casas de acogidas para personas víctimas de violencia intrafamiliar como existen en otros países.
- Referir obligatoriamente a tratamiento psicológico en una Unidad del Ministerio de Salud Pública a las mujeres víctimas de este tipo de violencia a causa de su situación de vulnerabilidad psicológica luego de realizarse las pericias médico forenses.
- Brindar un abordaje integral al agresor, puesto que necesita rehabilitar su comportamiento y mantener un adecuado seguimiento por parte de trabajo social o los profesionales pertinentes al caso.
- Boceto

LIMITACIONES DEL ESTUDIO

El tema inicial del estudio se estimó a realizarse con los informes de dos años completos 2015 - 2016, dado que el femicidio como tipo penal es vigente en la legislación ecuatoriana desde agosto del 2014, al momento de recoger los datos no existió una buena cantidad de muestra por lo que se incluyó un año más de análisis para extraer más casos, dadas las circunstancias se decidió bajo asesoría de la Tutora metodológica ampliar dicho plazo en los años 2015 – 2017.

Del registro de muertes violentas de Fiscalía, se seleccionaron los expedientes médico legales cuya manera de muerte fuese violenta - homicida con más de un mecanismo de violencia, de éstas pacientes sea que se haya comprobado el caso de femicidio o qué hubiera alta sospecha de que lo fuesen, fueron tomadas en cuenta para el análisis de las variables: denuncia previa, antecedentes de maltrato psicológico, tipo de violencia física, tipo de relación agresor víctima, etc. Se tomó la información disponible en la página de la función judicial disponible en wwwetsaje.gob.ec. Cuando un registro formó parte de los expedientes de Medicina legal como un femicidio o posible femicidio pero no estuvo disponible en la página de la función judicial se lo tomó como un proceso judicial con datos incompletos.

Otra limitante, es no haber contado con un grupo control, debido a la dificultad de toma de datos por parte de la Fiscalía General del Estado. Cabe resaltar que los procesos judiciales de este tipo se reportan como investigados en un 46.6% de los casos y alarmantemente no se disponen registros en el 53.4% restante. De los casos procesados (n= 41) se han sentenciado un 63.4% de casos, el otro 36.6% aún están en indagación.

REFERENCIAS BIBLIOGRÀFICAS

1. VAREA JMA. Por un enfoque integral de la violencia familiar. Intervención Psicosocial.. 2006 diciembre; Vol. 15 (N.° 3 Págs. 253-274 ISSN: 1132-0559).Disponible en: http://www.infocop.es/view_article.asp?id=1389

2. Suárez P. Protocolo de intervenciòn a la violencia intrafamiilar: plan piloto. Crexcer consultora. 2017 Octubre; 1(1)..

3. Camacho G. La Violencia de Género contra las mujeres de Ecuador. Análisis de los resultados de la encuesta nacional. 2014;(978-9942-07-761-5).Disponible en: https://www.unicef.org/ecuador/Violencia_de_Gnero.pdf

4. Mexicano G. Violencia familiar, sexual y contra las mujeres.. Norma Oficial Mexicana NOM-046-SSA2-2005. 2009 abril.Disponible en: http://www.cndh.org.mx/sites/all/doc/Programas/VIH/LeyesNormasReglamentos/NormaOficialMexicana/NOM-046-SSA2-2005_ViolenciaFamiliarSexual.pdf

5. Rojas JB. Violencia Doméstica. Medicina Legal de Costa Rica. 2008 septiembre; 25(2).: p. 57-58.Disponible en: http://www.scielo.sa.cr/pdf/mlcr/v25n2/3739.pdf

6. Sánchez JdDC. Valoración médico- forense de la mujer maltratada. Revista Española de Medicina Legal. 2010 Octubre; 36(3)..Disponible en: https://www.google.com/url?sa=t&rct=j&q=&esrc=s&source=web&cd=2&cad=rja&uact=8&ved=2ahUKEwjI0a2okI_hAhXIjFkKHTJUDJQQFjABegQIABAC&url=https%3A%2F%2Fdialnet.unirioja.es%2Fdescarga%2Farticulo%2F5530821.pdf&usg=AOvVaw1Fy4OZt81F9Rpf4svcc8eW

7. Soleto Muñoz H. Violencia de género: tratamiento y prevención. In Muñoz HS, editor. Violencia de género: tratamiento y prevención. Madrid: Dykinson; 2015. p. 94 - 95.Disponible en: https://e-archivo.uc3m.es/bitstream/handle/10016/22132/violencia_genero_2015.pdf

8. Gabor M. Femicide: Not One More. Research Associate at the Council on Hemispheric Affairs. 2016 October . Disponible en: http://www.coha.org/femicide-not-one-more/

9. Alvarado EV. Violencia Doméstica. In Alvarado EV. Medicina Legal. México: Trillas; 2012. p. 345.Disponible: https://www.redalyc.org/pdf/4236/423640986008.pdf

10. Muñoz JM. Diferentes modalidades de violencia en la relación de pareja:implicaciones para la evaluación psicológica forense en el contexto. Anuario de Psicología Jurídica. 2016 enero; 2(12)..Disponible en: https://www.redalyc.org/pdf/337/33715423009.pdf

11 Judicatura CdI. Gestión Judicial Violencia contra la mujer y la familia. Protocolo de Unidades

. Judiciales Competentes en el ámbito de Violencia contra la mujer y miembros del núcleo familiar.

12 Cuervo Pére MM, Freddy MCJ. Descripción y caracterización del Ciclo de Violencia que . surge en la relación de pareja. Revista de Tesis Psicológica. 2013 enero - junio; 8(1).: p. 85 - 86.Disponible en: https://www.redalyc.org/html/1390/139029198007/

13 Nacional A. Constitución de la República. Decreto Administrativo. 2008 Octubre.Disponible . en: https://www.oas.org/juridico/pdfs/mesicic4_ecu_const.pdf

14 Nacional A. Código Orgánico Integral Penal. In nacional A. Código Orgánico Integral Penal.; . 2014.Disponible en: http://www.oas.org/juridico/PDFs/mesicic5_ecu_ane_con_judi_c%C3%B3d_org_int_pen.pdf

15 García A EE. Los comités de ética como mecanismo de protección en investigación médica. . In Quito IT, editor. Análisis del Régimen Jurídico Español. Pamplona: Civitas Editorial; 2011. Disponible en: http://revecuatneurol.com/wp-content/uploads/2017/05/Funcionamiento-comites-etica-investigacion.pdf

16 Carcedo A. Femicidio en Ecuador. Comisión de Transición Hacia el Consejo de las mujeres y . la igualdad de género. 2010 Septiembre.Disponible en: http://scm.oas.org/pdfs/2012/cim03334a-2.pdf

17 Mendoza OB. Femicidio bajo la lupa. Depósito Legal en la Biblioteca Nacional del Perú Nº . 2012-12667. 2012 Lima; 138 p. Disponible en: Mendoza OB. Femicidio bajo la lupa. Depósito Legal en la Biblioteca Nacional del Perú Nº 2012-12667. 2012 Lima; 138 p. Disponible en: https://www.mimp.gob.pe/files/programas_nacionales/pncvfs/feminicidio_bajo_la_lupa.pdf

18 Sanz-Barbero B. Perfil sociodemográfico del feminicidio en España y su relación con las . denuncias por violencia de pareja. Gaceta Sanitaria. 2016 marzo; 30(4).(272–278).Disponible en: https://www.google.com/url?sa=t&rct=j&q=&esrc=s&source=web&cd=2&cad=rja&uact=8&ved=2ahUKEwjR2YmplY_hAhWQxVkKHavOCvIQFjABegQIBBAC&url=http%3A%2F%2Fwww.gacetasanitaria.org%2Findex.php%3Fp%3Drevista%26tipo%3Dpdf-simple%26pii%3DS0213911116300322&usg=AOvVaw0JWkEEwlumNTMo1d4eoajl

19 Claudia García-Moreno AG. Comprender y abordar la violencia contra las mujeres. . Femicidio. OMS. [Online].; 2013 [cited 2018 octubre 20. Available from: http://www.who.int/reproductivehealth/publications/violence/en/index.html.

20 Quintana CRV. Modelo de protocolo latinoamericano de investigación de muertes violentas

. de mujeres por razones de género. ; ISBN 978-9962-(5559-0-2).Disponible en: https://www.ohchr.org/Documents/Issues/Women/WRGS/ProtocoloLatinoamericanoDeInvestigacion.pdf

21 Barrientos C. GENDER INEQUALITIES IN LATIN AMERICA. Save CHildren. 2016
. febrero.Disponible en: https://journals.sagepub.com/doi/full/10.1177/1468018116633576

22 Rico MN. http://www.cepal.org/en/work-areas/gender-affairs. [Online].; 2016 [cited 2017
. abril 06. Available from: http://oig.cepal.org/en.

23 Ecuador INdEyC. Encuesta Nacional de Relaciones Familiares y Violencia de Género contra
. las mujeres. 2010. Disponible en: http://www.ecuadorencifras.gob.ec/documentos/web-inec/Estadisticas_Sociales/sitio_violencia/presentacionimbabura.pdf

24 Vásquez PT. Feminicidio. Oficina en México del Alto Comisionado de lod derechos
. humanos. 2009; ISBN 978-92-(1-354117-3).Disponible en: http://www.nomasviolenciacontramujeres.cl/wp-content/uploads/2015/09/P.-Toledo-Libro-Feminicidio.compressed.pdf

25 Vílchez AIG. La regulación del delito del femicidio /feminicidio. Consultoría de la Campaña
. del Secretario General de las Naciones Unidas. ; ISBN: 978(-1-936291-74-8).Disponible en: https://periodicooficial.jalisco.gob.mx/sites/periodicooficial.jalisco.gob.mx/files/la_regulacion_del_delito_de_femicidio_feminicidio_en_america_latina_y_el_caribe-_ana_isabel_garita_vilchez.pdf

26 Guidobono N. Plan de Acción 2016-2019: por una vida libre de violencia de género. Consejo
. Nacional Consultivo de Lucha contra la Violencia Doméstica. 2016;(368.512/15).Disponible en: http://www.inmujeres.gub.uy/innovaportal/file/58504/1/plan_de_accion_2016-2019_.pdf

27 Avila MH. Violencia familiar, sexual y contra las mujeres. Norma Oficial Mexicana NOM-
. 046-SSA2-2005. 2009. abril . Disponible en: https://www.paho.org/mex/index.php?option=com_docman&view=download&alias=378-norma-oficial-mexicana-nom-046-ssa2-2005-violencia-familiar-sexual-y-contra-las-mujeres-criterios-para-la-prevencion-y-atencion&category_slug=promocion-de-la-salud-y-reduccion-de-riesgos&Itemid=493

28 Universo E. El Universo. [Online].; 2017 [cited 2018 octubre 20. Available from:
. https://www.eluniverso.com/noticias/2017/11/24/nota/6493684/casos-femicidio-2017-ecuador.

29 Tristán CdIMPF. Reporte de feminicidio en el Perú. [Online].; 2003 [cited 2018 octubre 19.
. Available from: http://www.flora.org.pe/investigaciones/feminicidio.pdf.

30. la regulación del delito del feminicidio en America Latina y el Caribe. [Online].Disponible en: https://www.tdx.cat/bitstream/handle/10803/121598/ptv1de1.pdf?sequence=1

31. Hernandez RP. Víctimas de violencia familiar: Consecuencias Psicologicas en hijos de mujeres maltratadas. Anales de Psicología. 2005; ISSN edición impresa: 0212-9728.(ISSN edición web (www.um.es/analesps): 1695-2294).Disponible en: https://www.google.com/url?sa=t&rct=j&q=&esrc=s&source=web&cd=1&cad=rja&uact=8&ved=2ahUKEwjf-LGhmo_hAhULpFkKHfN8AMMQFjAAegQIBxAC&url=https%3A%2F%2Fwww.um.es%2Fanalesps%2Fv21%2Fv21_1%2F02-21_1.pdf&usg=AOvVaw0x7GUEMs_jFoxh9J9yQkiL

32. Ecuador INdEyC. Encuesta Nacional a Relaciones Familiares y Violencia de Género contra las mujeres. 2010. Disponible en: ttps://www.unicef.org/ecuador/Violencia_de_Gnero.pdf

ANEXOS

ANEXO A. AUTORIZACIÓN DE INVESTIGACIÓN DE LA FISCALÍA GENERAL DEL ESTADO

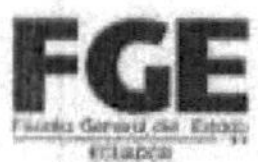

Memorando Nro. FPP-UAPI-AMAZONAS-2017-00826-M

Quito, 12 de diciembre de 2017

PARA: Dr. Oswaldo Cristobal Pazmiño Galarza
Especialista en Captación de Th
FISCALÍA PROVINCIAL DE PICHINCHA

ASUNTO: AUTORIZACIÓN INVESTIGACIONES

En atención al memorando No. FPP-UTH-2017-00412-M, respecto al pedido de autorización para desarrollar el proyecto de investigación con fines exclusivamente académicos en la Unidad de Peritaje Integral, debo señalar que luego de un conversatorio con los peritos: Psc. Edgar Rolando Poveda Durán tutor de David Andrés Iza Ayala, Dr. William Herney Ibujés Guerra tutor de Md. Jorge Marcelo Quintana Yánez y María de los Ángeles Galarza Pazmiño, Dr. Javier Esteban Coello Hidalgo tutor de Edmundo Nicasio Chóez Chiliquinga y Barros Carvajal Mayra Viviana, Dr. Juan Carlos Perez tutor de Md. Sonia Estefanía Valencia Perez, Dr. Carlos Costales tutor de Julio Cesar Roa, Dr. Gilbert Escobar tutor de Albita del Cisne Placencia Vallejo, Dr. Manuel Antonio Guamangallo Calles tutor de Gabriela Aracely Narvaez Tapia, Mariana Chuquirima Lima y María José Andrade Cevallos, Dr. Luis Guaico tutor de Lester Patricio Gudiño Lara. He decidido autorizar las investigaciones propuestas solicitadas.

Atentamente,

Ing. Fausto Javier Sigcha Magaldi
Técnico Cámara de Gessell
Fiscalías Provinciales
FISCALÍA PROVINCIAL DE PICHINCHA

Referencia: FPP-UTH-2017-00412-M

Fecha de elaboración	Elaborado por:	Revisado por:	Aprobado por:
2017-12-12 12:20:04	Guerrero Balseca Jairo Ciseron	Sigcha Magaldi Fausto Javier	Sigcha Magaldi Fausto Javier

ANEXO B. CERTIFICADO DE PRESENTACIÓN DE PROTOCOLO

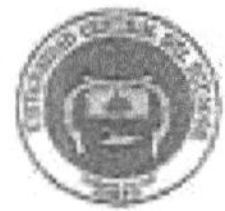

CERTIFICADO

El Consejo de Posgrados de la Facultad de Ciencias Médicas de la Universidad Central del Ecuador, CERTIFICA que, el/a médico/a **NARVAEZ TAPIA GABRIELA ARACELY**, estudiante del Programa de Posgrado de Especialización en **MEDICINA FORENSE**, el/a cual presentó el protocolo de Trabajo de Titulación el 15 de octubre de 2018, protocolo que se envió al Subcomité de Investigación y Ética de la Facultad de Ciencias Médicas, el mismo que fue aprobado por cumplir con los requisitos metodológicos y bioéticos establecidos en los Reglamentos pertinentes del Consejo de Educación Superior (CES) y de la Universidad Central del Ecuador.

El Tema del protocolo aprobado de este Trabajo de Titulación es:

"VIOLENCIA INTRAFAMILIAR EN RELACIÓN CON CASOS DE FEMICIDIO EN LA FISCALÍA DE PICHINCHA 2015-2016".

Es importante notar que este Trabajo Final de Titulación, reemplaza legalmente al anterior sistema de elaboración y defensa de una "Tesis"; y deberá ser concluido y entregado para su calificación por parte de un Tribunal de Lectores designado, hasta el 30 de Diciembre del 2018.

El presente Certificado de Aprobación de protocolo de Trabajo de Titulación cubre el requisito exigido por las Unidades de Salud, tanto públicas como privadas, para facilitar el acceso a información sobre los pacientes, al o los correspondientes posgradistas de acuerdo con el tema de su trabajo, sin perjuicio de otros requisitos exigibles por cada Unidad de Salud.

Dr. Teodoro Barros
DIRECTOR
CONSEJO DE POSGRADOS
FACULTAD DE CIENCIAS MÉDICAS

Dra. Paulina Armendáriz L. de E. MSc.
SECRETARIA ABOGADA

UNIVERSIDAD CENTRAL DEL ECUADOR

Quito, 29 de octubre de 2018

KO

ANEXO C. APROBACIÓN ÉTICO DEL PROTOCOLO

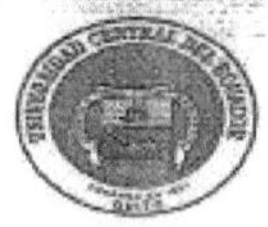

UNIVERSIDAD CENTRAL DEL ECUADOR
FACULTAD DE CIENCIAS MÉDICAS
COMITÉ DE INVESTIGACIONES Y BIOÉTICA

Oficio No. 0180 CIB-FCM
Quito, octubre 15 de 2018

Asunto: Aprobación Ética del Protocolo perteneciente a la Médica. GABRIELA ARACELY NARVÁEZ TAPIA, estudiante del Posgrado de Medicina Forense.

Doctor
Marlon Oviedo
COORDINADOR
POSGRADO DE MEDICINA FORENSE
Presente

De mi consideración:

El Comité de Investigación y Bioética de la Facultad de Ciencias Médicas se complace en informarle que el siguiente protocolo de tesis tiene la **Aprobación Ética.**

POSGRADO	MEDICINA FORENSE
TITULO DEL PROTOCOLO	"VIOLENCIA INTRAFAMILIAR EN RELACIÓN CON CASOS DE FEMICIDIO EN LA FISCALÍA DE PICHINCHA 2015-2016"
AUTOR (ES)	**GABRIELA ARACELY NARVÁEZ TAPIA**
FECHA DE APROBACIÓN	11 de octubre de 2018
RAZÓN Y FUNDAMENTACIÓN RELACIONADA CON LA ACTUACIÓN DE REVISIÓN REALIZADA POR EL SUBCOMITÉ	El Subcomité no se responsabiliza por los efectos o daños a terceros derivados de la incorrecta aplicación del presente estudio. Si los datos fueron recolectados antes de la fecha de este informe, no podrán ser publicados o incluidos en los resultados. La información consignada en el protocolo guarda veracidad, corrección y autoría bajo la responsabilidad de los autores. Los solicitantes de la aprobación son los responsables por la ejecución correcta y ética de la investigación, respetando los documentos y condiciones aprobadas, así como la legislación vigente y los estándares nacionales e internacionales en la materia.

Adjunto anillado

Muy atentamente,

Dra. Patricia ECHANIQUE C
PRESIDENTA DEL COMITÉ
DE INVESTIGACIÓN Y BIOÉTICA DE LA FCM

Revisado por:	Elaborado por:		Fecha
Dra. Patricia Echanique	Nombre: JENNY GARCÍA [illegible]	[illegible]	15/10/2018

ANEXO D. APROBACIÓN DEL TUTOR CIENTÍFICO

APROBACIÓN DEL TUTOR CIENTIFICO DEL TRABAJO DE TITULACIÓN, MODALIDAD PROYECTO DE INVESTIGACION

Yo, **GUAMANGALLO CALLES MANUEL ANTONIO**, en mi calidad de tutor del trabajo de titulación, modalidad Proyecto de Investigación, elaborado por **NARVAEZ TAPIA GABRIELA ARACELY**; cuyo título es: **"VIOLENCIA INTRAFAMILIAR EN RELACIÓN CON CASOS DE FEMICIDIO EN LA FISCALIA DE PICHINCHA 2015 - 2017"**, previo a la obtención de Grado de Especialista en **POSGRADO EN MEDICINA FORENSE**; considero que el mismo reúne los requisitos y méritos necesarios en el campo metodológico y epistemológico, para ser sometido a la evaluación por parte del tribunal examinador que se designe, por lo que lo **APRUEBO**, a fin de que el trabajo sea habilitado para continuar con el proceso de titulación determinado por la Universidad Central del Ecuador.

En la ciudad de Quito, a los 25 días del mes de Octubre del 2018.

Dr(a). MANUEL ANTONIO GUAMANGALLO CALLES

TUTOR CIENTIFICO

CC: 1714941224

ANEXO E. FORMULARIO DE RECOLECCIÓN DE DATOS

Formulario de recolección de Datos

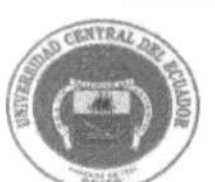

Universidad Central del Ecuador
Instituto Superior de Postgrado
Postgrado de Medicina Forense
Violencia Intrafamiliar en relación con casos de femicidio en la Fiscalía de Pichincha 2015-2017

a) Información de la víctima (cadáver)

Número:			Código:		
Fecha de la muerte:			Hora de la muerte:		
Estado de ingreso:	Reciente: ☐	Putrefacción: ☐	Osamentas: ☐	Edad del cadáver:	
Nacionalidad	☐ Ecuatoriana	☐ Extranjera:	Sector del hecho	Sur Norte Valle Otros	
Procedencia	Costa: ☐ Sierra: ☐ Otros: ☐				
Estado Civil:	C: ☐ S: ☐ V: ☐ D: ☐ Relación actual:		Causa de muerte:		
Investigación de femicidio	☐ ☐ Sí No		Sentencia de femicidio:	Sí ☐ No ☐	

b) Información del agresor

Código del Procesado		Edad del procesado		Pena	
Valoración Psicológica del Procesado	Normal ☐ Dg Psicológico ☐ Dg Psiquiátrico ☐		Alcohol drogas	Sí ☐ No ☐	
Maltrato Psicológico previo	Sí ☐ No ☐	Denuncia de maltrato físico anterior	Sí ☐ No ☐		
Tipo de relación con la victima	Novio / amante Esposo/ conviviente Ex pareja Conocido/ amigo		Tiempo de relación entre ambos		
Tipo de Violencia:	☐ Golpes ☐ arma blanca ☐ arma de fuego ☐ quemadura		Denuncia previa	Sí ☐ No ☐	

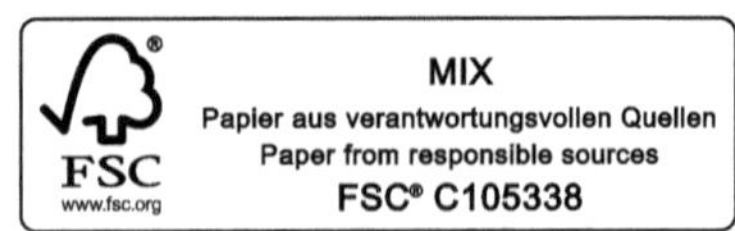

Printed by Books on Demand GmbH, Norderstedt / Germany